INTRODUCTION A UN TRAITÉ

SUR

L'ALIÉNATION MENTALE

étudiée

DANS SES RAPPORTS AVEC LE DROIT CIVIL ET CRIMINEL

PAR

M. HENRY BROCHON.

BORDEAUX
GOUNOUILHOU, IMPRIMEUR DE L'ACADÉMIE,
place Puy-Paulin, 1.

1858

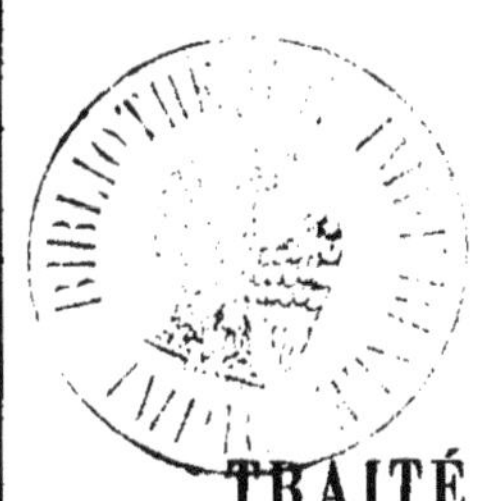

INTRODUCTION

A UN

TRAITÉ SUR L'ALIÉNATION MENTALE

ÉTUDIÉE DANS SES RAPPORTS AVEC LE DROIT CIVIL ET CRIMINEL;

Par M. Henry BROCHON.

L'aliénation mentale est, parmi les maladies qui affectent l'humanité, l'une de celles dont la nature et les causes sont le moins connues. Dans la mystérieuse union de l'âme et du corps, dans cette secrète et réciproque dépendance de l'esprit et de la matière, dans cette incompréhensible dualité qui est l'homme, tout est obscur, merveilleux et caché; et si l'homme sain est le plus difficile des problèmes, si la raison humaine, dans sa plénitude et son intégrité, ne s'explique elle-même qu'en remontant à sa divine origine, l'aliéné présente un mystère plus ténébreux encore [1]; car le mal qui trouble son intelligence se révèle seulement par ses effets, et ses effets sont appréciés diversement.

Que l'aliénation mentale soit une maladie physique,

[1] « Expliquez-moi, disait Esquirol, comment l'homme rai- « sonne, et je vous dirai comment il déraisonne. »

plus ou moins provoquée par des influences morales, c'est ce que l'on ne conteste plus aujourd'hui, c'est ce que les faits ont invinciblement établi, et ce que reconnaissent à la fois les physiologistes et les médecins. Mais quelle est cette maladie redoutable? où est son siége? quelle est sa valeur, quelles sont ses causes? de quelles lésions organiques procède-t-elle? C'est là qu'est l'insoluble problème; et le scalpel de l'anatomiste s'est émoussé sur cet impénétrable secret.

L'école de Broussais en a cherché la solution dans une lésion inflammatoire du cerveau; d'autres ont prétendu la trouver dans une exaltation douloureuse de la sensibilité morale [1]; d'autres encore, dans la prédominance organique d'une portion de l'encéphale [2]. Enfin, la science, à bout de voie, s'est mise à comparer la pesanteur proportionnelle des cerveaux des aliénés et des sains d'esprit; mais cette recherche, féconde seulement en résultats contradictoires, n'a abouti qu'à une incertitude plus grande encore. Meckel a trouvé le cerveau des fous d'un poids moindre que celui des sages; M. Parchappe, d'un poids plus élevé; M. Lélut, d'un poids égal [3]. Heureuse contradiction qui permet à la raison de se considérer comme chose impondérable!

De tous ces systèmes morts-nés sur les causes physiques de la folie, que doit-on conclure?

La Pithie de Delphes répondit à Chérophon lui de-

[1] M. Gislain; *Traité des Phrénopathies*, 1835.

[2] M. Parchappe; *Recherches sur l'encéphale*.

[3] M. Archambault; *Introduction de la traduction du Traité d'Aliénation mentale du docteur anglais Ellis*.

mandant s'il y avait un homme plus sage que Socrate, qu'il n'y en avait aucun; et Socrate expliqua cet oracle en disant qu'il avait la science de son ignorance, qu'il savait ne savoir rien [1]. Quand il s'agit des causes de l'aliénation mentale, des lésions qui la déterminent, de son siége, la suprême science, c'est de ne rien affirmer; et les plus savants aliénistes ont confessé leur impuissance. — « Existe-t-il, dit M. Leuret, une modification » organique qui occasionne le dérangement de nos » idées? Je le crois. Quelle est cette modification? Je » n'en sais rien [2]. » — « On ne sait pas, dit M. Lélut, » on ne peut savoir quelle est la condition cérébrale » réelle et spéciale de la manie aiguë, et encore moins » de la démence simple [3]. » — « Il s'en faut, dit M. Pa- » riset, que l'expérience apprenne rien d'absolu sur les » relations qui existent entre les états du cerveau et » ceux de l'esprit [4]. »

On a bien constaté des altérations dans le cerveau des aliénés, et de curieuses expériences ont été faites à ce sujet par les anatomistes modernes [5]. Mais il est également constaté que les mêmes altérations encéphali-

[1] M. Lélut *(Du Démon de Socrate)* a ingénieusement soutenu que le plus sage des hommes était un aliéné; nous reviendrons plus tard à sa théorie sur les hallucinations.

[2] M. Leuret; *Fragments psychologiques sur la folie.*

[3] M. Lélut; *Introduction sur la valeur des altérations de l'encéphale dans le délire aigu et la folie.*

[4] M. Pariset; *Notes sur Cabanis.*

[5] M. Lallemant; *Recherches anatomico-pathologiques sur l'encéphale.* — M. Bayle; *Maladies mentales.* — M. Scipion Pinel; *Physiologie de l'homme aliéné.*

ques se rencontrent chez des individus sains d'esprit. Et ce double fait s'explique aisément : c'est que les altérations dont il s'agit se rattachent aux maladies qui viennent si souvent compliquer l'aliénation mentale, à la paralysie, aux convulsions, à l'épilepsie. Les lésions organiques, remarquées par les observateurs, sont les causes des maladies concomittantes de la folie, mais ne suffisent pas pour rendre compte de la folie elle-même. M. Esquirol a clairement, nous le croyons, établi ce point, et il déclare que, *dans l'état actuel de nos connaissances, la modification cérébrale qui produit la folie est encore inconnue.*

Nous avons hâte de sortir du domaine exclusif de la science médicale, de ce domaine enveloppé de ténèbres, où nos pas inexperts s'égareraient bien vite, et d'aborder un terrain moins périlleux.

Si la nature des maladies mentales, si leur diagnostic pathologique est un abîme, même pour les plus doctes, leurs effets, qui du moins peuvent être plus facilement observés, ont, dans tous les temps, donné lieu aux erreurs les plus nombreuses et bien souvent les plus déplorables : la longue suite de ces erreurs, c'est de l'histoire.

Quand on étudie l'aliénation mentale au point de vue historique et philosophique, ce qui frappe au premier abord, c'est la prodigieuse variété des formes de cette maladie. Toute maladie a d'ordinaire des effets généraux qui lui sont propres, des symptômes fixes qui la caractérisent et la révèlent. Dans l'aliénation, les phénomènes varient suivant les époques et les lieux; les causes morales entrant comme élément essentiel dans la perturbation physique qui amène la folie, les circonstances, les climats, les habitudes, les mœurs, diversifient à l'infini les effets par lesquels la folie se révèle; aussi a-t-on dit avec raison qu'on pourrait faire l'histoire de l'humanité par celle des aliénés : chaque siècle n'a-t-il pas marqué son empreinte sur les formes de l'aliénation? Triste Protée, la folie varie avec les croyances, les superstitions et les événements.

Le tableau historique de ces variétés dans les effets de l'aliénation mentale a été plusieurs fois tracé par d'habiles mains [1], et nous n'avons pas la prétention de le refaire. Disons seulement qu'au milieu de ces folies si diverses, aux formes si changeantes, ce ne sont pas les fous qui étonnent le plus; hélas! ce sont les sages, ce sont les esprits sains et éclairés qui, à toutes les époques, ont été asservis aux plus grossières erreurs.

Et ces aberrations des sages, il faut les rappeler, non comme un sujet de vaine curiosité, mais parce que l'histoire nous donnera ainsi une leçon de réserve, de prudence et de modestie.

Jetons donc rapidement un coup d'œil rétrospectif sur les folies des gens sages, à propos des fous [2].

Dans l'antiquité, l'opinion publique attribuait à l'aliénation un caractère divin et une origine sacrée : tous les phénomènes naturels de la folie semblaient le

[1] Esquirol; article *Aliénation mentale* de l'*Encyclopédie du XIX*e *siècle*.

[2] M. Archambault, dans son Introduction déjà citée, rappelle la plupart de ces faits.

résultat de l'intervention d'une cause surnaturelle. L'aliénation, surtout à l'état de monomanie, apparaissait le plus souvent comme un privilége, et l'admiration de la crédulité y voyait un don du ciel, une inspiration divine : *Deus, ecce Deus!*

On sait aujourd'hui comment les prêtres du paganisme exploitaient à leur profit cette crédulité des peuples, en abusant du misérable état de quelques malades, dont ils faisaient des oracles. Devant l'histoire et devant la science, la Pythie n'est plus qu'une malheureuse femme atteinte d'hystérie, d'extase, d'hallucinations, de catalepsie, une pauvre victime expiant par d'odieuses souffrances les honneurs qu'on lui rendait [1].

Ne médisons pas cependant de l'antiquité tout entière. Hippocrate, Aretée, Cicéron, ont réclamé, au nom de la science et de la philosophie, contre ces tristes superstitions. — « Pour moi, a dit Hippocrate avec l'in-
» dépendance d'une raison supérieure guidée par une
» vaste expérience, aucune maladie n'est plus divine ou
» plus humaine que l'autre; mais toutes sont sembla-
» bles et toutes sont divines. Chaque maladie a une
» cause naturelle, et sans cause naturelle aucune ne se
» produit. » Belles paroles qui devançaient la sagesse des temps!

Le Christianisme, suivant l'heureuse expression de

[1] Plutarque; *De Pyth. oracul. def.*, t. II : « Ce sont des filles
» pauvres et de la condition la plus obscure, sans éducation,
» sans expérience, de mœurs très-pures et d'un esprit très-
» borné... Elles exercent des fonctions odieuses qui ont déjà
» coûté la vie à beaucoup de leurs semblables. »

Fontenelle, en éclairant le monde, rendit les oracles muets sur toute la terre. Mais bien des ténèbres vinrent obscurcir ses divines clartés; et l'erreur, en matière d'aliénation mentale, ne fit que se transformer.

A la superstition païenne succéda une superstition plus déplorable encore. L'antiquité avait admiré, divinisé les fous; l'Europe moderne les persécuta. Leur inspiration ne vint plus des dieux, elle vint des démons. Au lieu de temples, l'aliénation eut des échafauds; au lieu du trépied prophétique de Delphes, l'infâme bûcher de la sorcellerie : elle n'avait mérité

Ni cet excès d'honneur, ni cette indignité.

Quelle page, à la fois lamentable et bouffonne, dans le livre de l'humanité, que l'histoire de la sorcellerie[1]! Pauvres aliénés! que de persécutions et que de supplices les Sages ont appesantis sur vous pendant des siècles! L'Église, les Rois, l'Université, les Parlements sont tous tombés dans les mêmes erreurs. Et Voltaire a eu le droit de s'écrier : — « Il n'y a pas un tribunal dans » l'Europe chrétienne qui ne se soit souillé par de tels » assassinats juridiques pendant quinze siècles; et en » disant qu'il y a plus de cent mille victimes de cette

[1] « Il y a présomption de sorcellerie, disaient les jurisconsultes, quand l'individu inculpé est fils de sorcier; quand il » porte sur la peau des marques faites par le diable; quand il » parle tout seul; quand il se dit damné; qu'il demande à être » rebaptisé; qu'il marmotte entre les dents, les yeux fixés contre terre, des paroles inintelligibles. »

» jurisprudence idiote, barbare, et que la plupart étaient » des femmes et des filles enceintes, je ne dirais pas en» core assez. »

La science et la raison ont enfin revendiqué les droits de la vérité : Pinel, dont Paracelse et Montaigne, dès le XVIe siècle, avaient été les précurseurs, a inauguré une ère nouvelle pour l'étude des maladies mentales; et depuis un demi-siècle, ce champ fécond pour la science et pour l'humanité a été labouré par des mains habiles qui ont su y faire germer des vérités nouvelles. Grâce au progrès des études aliénistes, aujourd'hui d'heureuses guérisons sont obtenues; de doux soins calment et consolent les états incurables.

En présence de ces incontestables progrès de la science médicale en matière d'aliénation mentale, la justice est appelée chaque jour à résoudre, en droit civil et en droit criminel, les redoutables problèmes de la folie.

Dans le droit civil, les questions d'interdiction, les nullités des contrats et des libéralités entre vifs ou testamentaires pour cause d'insanité d'esprit, placent dans les mains de la magistrature la fortune et l'honneur des familles.

Dans le droit criminel, la responsabilité morale du juge est terrible : son erreur déshonore et tue. Si l'innocence ne doit jamais être frappée, il ne faut pas non plus que le crime reste impuni et que la société soit désarmée. Après le malheur de condamner un innocent, il n'y en a pas de plus grand que celui d'acquitter un coupable. Les questions d'aliénation mentale sont souvent posées devant les Cours d'assises : le crime et la folie ont souvent des ressemblances et des affinités. D'inconcevables forfaits, comme celui de Papavoine, par exemple, laissent dans la conscience publique de pénibles anxiétés.

L'aliénation mentale, ses formes si variées, ses phénomènes si étranges, ses effets si multiples, sont ils suffisamment étudiés, suffisamment connus devant les tribunaux? L'étude médico-légale de ces matières ardues a-t-elle une place assez importante dans l'enseignement du droit, dans la pratique du Palais, dans les décisions de la jurisprudence? Nous ne le croyons pas. Nos codes sont bien laconiques, et les plus habiles commentateurs ne fournissent que des indications sommaires et générales. Il y a des médecins aliénistes, il n'y a pas de jurisconsultes aliénistes.

Osons tout dire.

La science aliéniste est quelque peu dédaignée au Palais. Des esprits, très-sagaces et très-éclairés par ailleurs, font profession de se passer d'elle et la mettent en complète suspicion. Pour beaucoup de jurisconsultes et pour beaucoup de magistrats, la raison seule suffit pour discerner et reconnaitre sûrement les cas d'aliénation soumis à leur appréciation. Les études spéciales, les observations quotidiennes des aliénistes, égarent, dit-on, leur jugement bien plus qu'elles ne l'éclairent : à force d'étudier la folie, on ne voit plus que des fous. — Et la justice se défie ainsi de la science, dans la crainte que de trop nombreuses contestations en matière civile, en matière de testaments surtout, ne viennent troubler le repos des familles et la cendre des morts; de crainte aussi qu'en matière criminelle, le glaive de la loi ne reste impuissant et oisif entre les mains de ses ministres.

Nous ne partageons ni ces défiances ni ces craintes, et nous croyons que la justice civile et criminelle, qui recherche incessamment la vérité, ne doit négliger aucun des moyens propres à la découvrir. Nous ne lui demandons pas d'abdiquer ses droits; jalouse de son pouvoir, parce qu'elle a la conscience de sa responsabilité, la magistrature ne subordonne ses arrêts à aucun avis; mais elle ne saurait sans imprudence négliger, refuser d'entendre ceux qui peuvent l'éclairer. Aussi n'hésitons-nous pas à protester contre les dédains, de si haut qu'ils viennent, à l'égard de la science aliéniste.

Le plus autorisé des jurisconsultes modernes, l'esprit éminent que sa supériorité a justement placé au faîte de la magistrature française, M. Troplong, a posé, dans son plus récent ouvrage [1], des règles souvent invoquées devant les tribunaux pour repousser toute intervention scientifique dans les questions d'aliénation mentale :

« Il faut le dire, la plus grande partie des méde-
» cins sont enclins à se donner sur ces matières une
» compétence exclusive.

» Il y a cependant des médecins qui ont soutenu que
» la monomanie ne rend l'homme incapable qu'en ce
» qui a rapport au côté obsédé de son intelligence; mais
» que, hors de là, ses actes étant raisonnables, doivent

[1] Troplong; *Traité des donations entre vifs et des testaments*, 1855, t. II, p. 35 et suiv., nos 452 et 453.

» être jugés comme ceux d'un homme sain d'esprit. Je
» ne parlerais pas de ce faux et dangereux système, si
» la médecine appelée légale n'avait affiché depuis quel-
» que temps la prétention d'imposer ses oracles à la
» jurisprudence. Je sais que tous les médecins d'aliénés
» ne partagent pas cette erreur cardinale de la divi-
» sibilité de la raison de l'homme. Les plus sensés et
» les plus expérimentés se sont rangés à l'opinion juri-
» dique de tout temps adoptée dans les tribunaux, à
» savoir : que le fou dont la démence n'a que des ap-
» parences partielles est aussi bien fou que celui dont
» la démence est absolue. Mais, il faut le dire, la plus
» grande partie des médecins sont enclins à se donner
» sur ces matières une compétence exclusive, se con-
» sidérant comme possédant plus particulièrement la
» solution des problèmes de l'entendement humain. Je
» suis loin de récuser le témoignage des médecins ; je
» le considère même comme très-digne d'attention, car
» c'est celui d'hommes exercés et d'observateurs savants.
» Mais leur jugement ne saurait toujours être le juge-
» ment du magistrat ; nos points de vue sont bien dif-
» férents pour conduire au même but. Les médecins
» sont préoccupés du soin de guérir ; nous, du soin de
» la liberté des hommes et de la sincérité des actes de
» la vie civile. Un homme peut avoir une constitution
» nerveuse et mélancolique, considérer avec tristesse
» les scènes du monde, apporter une humeur sombre,
» jalouse ou violente dans ses relations. Il y a peut-
» être là matière à guérison ; mais il n'y a pas matière
» à interdiction. Je réclame l'office du médecin ; je re-

» pousse l'intervention du juge, et je ne veux pas que
» la médecine légale argumente de quelques symptômes
» qui réclament une cure, pour transformer une sus-
» ceptibilité maladive, une surexitation éphémère, un
» trouble superficiel en une de ces altérations profon-
» des qui abolissent la raison. Il faut l'avouer, ce que
» j'ai vu et entendu de certains médecins dans ma car-
» rière judiciaire, dépasse toute croyance; il n'y a pas
» un homme qu'on ne pourrait déclarer monomane en
» les écoutant. Si Pascal n'était pas mort, il devrait
» prendre garde à lui, car je connais maint docteur qui
» le tient pour halluciné. Socrate est bien heureux
» d'être venu si tôt; il a péri du moins avec la répu-
» tation du plus sage des hommes, tandis qu'on pour-
» rait bien trouver, dans plus d'un savant écrit mé-
» dical, qu'il était à peu près monomane avec son
» démon familier. Enfin, faut-il le dire? combien n'ai-
» je pas vu de consultations qui rappellent trait pour
» trait les scènes de notre divin Molière! Un mouve-
» ment nerveux dans le visage, un tic familier, une
» manière de parler, un geste, les choses en un mot les
» plus simples et les plus naturelles étaient tournées en
» diagnostic et pronostic, comme la *sputation fré-
» quente* de M. de Pourceaugnac. Et l'on voudrait que
» nous autres juges, qui tenons dans nos mains la li-
» berté et la capacité civile des personnes, nous fas-
» sions dépendre de si frivoles symptômes ces grandes
» questions où sont engagés l'honneur des familles, la
» succession des biens et les droits les plus chers à
» l'homme!

» Je pense que la médecine légale, malgré ses pré- » tentions, n'a ajouté aucun progrès sérieux aux doc- » trines reçues dans la jurisprudence, et qu'elle ne doit » en rien les modifier. D'Aguesseau a résumé avec beau- » coup de sagacité, de sagesse et de mesure les notions » qui font la règle des tribunaux. Le Code Napoléon y » a conformé ses préceptes légaux. Je ne connais rien » de mieux, et nous ne devons pas avoir d'autres ora- » cles. »

Nous avons cité textuellement et en entier cette thèse, dont nous ne contestons pas la verve spirituelle, et que pourra accueillir avec faveur la causticité du public, cet ingrat toujours prêt à applaudir les attaques dirigées contre la faillibilité de la science médicale. Et cependant, quel que soit notre respect pour la parole du maître, nous n'hésitons pas à dire, dans l'indépendance de notre conviction personnelle, que sa thèse n'est, à nos yeux, qu'une piquante boutade : la justice ne peut ainsi dédaigner les secours de l'observation et de la science; c'est parce qu'*elle tient dans ses mains la liberté et la capacité civile des personnes*, c'est parce qu'*elle décide ces grandes questions où sont engagés et l'honneur des familles et les droits les plus chers à l'homme*, qu'elle ne doit repousser aucun auxiliaire utile. Les médecins aliénistes peuvent avoir, eux aussi, leurs exagérations et leurs boutades; mais ils ont à coup sûr des études et des observations incessantes qui manquent aux plus savants magistrats. Pourquoi ceux-ci n'en feraient-ils pas leur profit? La science n'est-elle pas une magistrature aussi?

Est-il exact, est-il juste de dire que la médecine légale, depuis D'Aguesseau, n'a fait aucun progrès et n'a pu apporter aucune lumière à la jurisprudence? Pinel et l'école entière du XIXe siècle peuvent-ils être ainsi destitués du rang où les a placés la reconnaissance publique? Notre conviction proteste en leur faveur.

Dès l'année 1851, un autre magistrat, qui a appartenu à la magistrature bordelaise, M. Sacaze, aujourd'hui conseiller à Toulouse et secrétaire perpétuel de sa savante Académie de législation, avait hautement et énergiquement réclamé, dans l'intérêt de la justice et de l'humanité, les droits de la science médico-légale et son utile intervention dans les questions d'aliénation mentale, tant au civil qu'au criminel. Son ouvrage sur *la folie considérée dans ses rapports avec la capacité civile* [1] avait dévancé l'opinion de M. Troplong et se trouve l'avoir réfutée à l'avance. Nous ne pouvons résister au désir de citer un fragment de ce substantiel écrit :

« La marche actuellement suivie offre-t-elle toutes » les garanties désirables pour l'exacte solution d'un » problème médico-légal aussi grave que celui de l'aliénation? Oui, tant qu'il ne s'agit que d'un cas d'aliénation tellement caractérisé, que deux ou trois faits » mêmes suffiraient pour écarter tous les doutes sur » son existence. Mais les descriptions de la folie, celles » de la folie monomaniaque surtout, telles que la science » contemporaine les expose à nos yeux, ne disent-elles

[1] Une brochure in-8°. Paris. Videcoq. 1851.

» pas que ceux auxquels l'habitude de l'observation n'a
» pas appris à connaître ces maladies avec sûreté, se
» trompent fréquemment sur les signes qui les révèlent;
» que tantôt ils confondent la folie avec un état qui en
» diffère; que plus souvent encore ils la méconnaissent,
» quand sa présence est indubitable; que rien n'est plus
» difficile que de marquer l'heure de son explosion, plus
» périlleux que de juger avec les lumières communes,
» soit les actes qui la précèdent, soit ceux qui la sui-
» vent; qu'enfin les symptômes moraux et affectifs,
» ceux qui témoignent de la lésion des sentiments et de
» l'altération du caractère, échappent, par la conviction
» de leur douteuse gravité, à ceux que des études spé-
» ciales n'ont pas initiés à leur gravité trop réelle?
» Croit-on qu'il serait inutile d'emprunter à la science
» médicale son appui pour se guider à travers tant de
» problèmes obscurs et sans cesse renaissants?...

» ..... La doctrine médico-légale de la folie suppose,
» en effet, pour être construite avec exactitude, d'abord
» la connaissance intime des facultés de l'homme et des
» phénomènes qui dérivent de leur exercice régulier,
» ensuite l'habitude d'observer les altérations morbides
» de ces facultés. C'est par ce double labeur de l'intui-
» tion psychologique et médicale qu'on peut seulement
» arriver à concevoir et à résoudre le problème de la
» folie au point de vue médico-légal. Du reste, comme
» on l'a dit avec une haute raison, la philosophie mo-
» derne est éminemment psychologique. Le mouvement
» philosophique, qui, à la voix de l'illustre M. Royer-Col-
» lard, se manifesta dans notre pays par l'adoption de la

» méthode de Reid et de son école, a poussé les esprits » vers l'étude des phénomènes habituels de la cons- » cience, du moi humain. La science de l'âme en est » devenue plus accessible à chacun, et c'est grâce à un » commerce plus familier avec ses données, ainsi qu'aux » précieuses ressources de l'expérience, qu'en aucun au- » tre temps la médecine n'a possédées au même degré, » qu'il est loisible aux médecins spécialistes de notre » âge d'aborder avec succès l'examen des atteintes que » peut essuyer la volonté de l'homme. Désormais donc, » qu'à l'égard des doctrines que n'a pas consacrées en- » core l'évidence scientifique, qui n'est, en d'autres ter- » mes, que l'induction justifiée par l'observation des » phénomènes, la justice civile maintienne ses doutes, » à la bonne heure! Mais quand la médecine tire ses » déductions de l'expérience, elle devient une utile al- » liée, et loin de la repousser, le plus sage est de s'ap- » puyer sur elle. »

On ne peut dire ni mieux ni plus, et il ne reste, après d'aussi sages réflexions, qu'à s'efforcer de les faire pénétrer dans l'esprit et dans la pratique des tribunaux. Nous voudrions que ces réflexions fussent sans cesse reproduites comme nous les reproduisons ici, afin qu'elles pussent protester partout et toujours contre les regrettables dédains de la magistrature pour les conseils et les progrès de la science médico-légale en matière d'aliénation mentale.

Et cependant, à notre avis, M. Sacaze fait une trop large concession en disant que les aliénistes sont suffisamment consultés dans les procès criminels.

Sans doute, il est de grandes affaires de Cour d'assises, il est des causes célèbres, il est quelques accusés fameux à l'occasion desquels les investigations des médecins et leurs observations prolongées étudient attentivement l'état mental, question de vie ou de mort qu'un jury doit trancher. Nous pourrions citer telle affaire criminelle où l'innocence de l'accusé, par suite de sa folie instantanée, n'est devenue évidente pour toutes les convictions; où son acquittement, proclamé sans délibérer par un jury unanime aux applaudissements d'un public immense et unanime aussi en faveur du pauvre aliéné, n'a été éclatant et incontesté que grâce à l'ajournement du débat, aux longues observations des médecins, à leur savante intervention dans le débat lui-même? Mais en est-il bien toujours ainsi? Tous les accusés dont l'état mental peut mériter d'être étudié, sont-ils, dans tous les ressorts de France, l'objet d'aussi patientes investigations? Est-il entré dans la pratique courante des informations criminelles, pour les meurtriers vulgaires, d'ajourner facilement le jour du verdict et d'employer fréquemment l'observation du médecin pour scruter bien à fond leur état mental? Il est permis d'en douter.

M. le Dr Vingtrinier, médecin en chef des prisons de Rouen, a publié en 1852 une brochure ayant pour titre : *Des aliénés dans les prisons et devant la justice*[1], qui contient des faits palpitants d'intérêt et des réflexions judicieuses :

[1] Paris. Baillière. 1852. M. Dégranges a fait un Rapport à l'Académie sur cet ouvrage.

« Quand un crime vient affliger la société, la pre-
» mière question qu'elle doit se poser est celle de savoir
» si l'individu qu'elle traîne à la barre de la justice est
» un misérable sur lequel doivent s'appesantir toutes
» les rigueurs des lois, ou un malheureux fou qui ne
» saurait inspirer que de la pitié.

» Je soutiens qu'il y a pour l'humanité une consola-
» tion réelle à ne trouver qu'un aliéné là où elle pou-
» vait se croire déshonorée par un scélérat; mais il
» n'en faut pas vouloir moins fermement que partout
» où il a pu y avoir discernement dans la perpétration
» d'un acte criminel, le glaive de la justice atteigne le
» coupable.

» C'est là ce qui constitue la bonne justice, la justice
» digne de ce nom.

» Mais comment acquérir une certitude dans ces cas,
» heureusement rares? Comment s'assurer qu'un crimi-
» nel ne soit pas acquitté sous prétexte de folie, et qu'un
» fou ne soit pas condamné sous présomption de simu-
» lation?

» ..... La folie pourra être difficilement reconnais-
» sable lorsqu'elle sera restée circonscrite dans quelques
» idées folles ou même dans une seule idée fixe irrésis-
» tible, marchant de pair avec toutes les facultés in-
» tellectuelles demeurées intactes, mais dominées par
» cette idée qui sera devenue une véritable *possession*,
» un obstacle incessant à toute action des facultés ré-
» flectives qui constituent la liberté morale.....

» On le voit, autant de cas possibles qui ne font plus
» de doute en médecine pratique, et pour lesquels ce

» n'est pas trop des examens les plus minutieux, de » l'observation de chaque jour, des recherches incessan- » tes et de l'appréciation la plus scrupuleuse, si l'on » veut prononcer en connaissance de cause et dans le » calme de la conscience.

» ..... On ne comprendra pas le juge qui croira pou- » voir s'isoler des lumières de la science, et assumer, » sans la consulter, la terrible responsabilité de tomber » dans une erreur judiciaire.

» Si la médecine a réclamé d'intervenir dans les cas » d'aliénation mentale, si elle a sollicité l'honneur d'as- » sister la magistrature, c'est qu'elle sent que la science » oblige et qu'il ne lui est pas permis d'être modeste » quand il s'agit de dévouement.

» Ce n'est pas pour rien, sans doute, que Pinel, en » renversant l'empirisme, a fondé sur le terrain de la » psychologie expérimentale une théorie qui est deve- » nue une loi inattaquable.

» Mais cette théorie si sûre exige dans son applica- » tion un savoir spécial, la connaissance des facultés » de l'homme, l'étude des phénomènes compatibles avec » leur fonctionnement normal, et la science des altéra- » tions morbides qui peuvent les oblitérer; il faut de » plus la pratique.

» Sont-ce là, je le demande, des connaissances qui » soient familières à d'autres qu'à des médecins, et en- » core à des médecins aliénistes? Ce n'est cependant » qu'à la condition de posséder soi-même ces connais- » sances qu'on pourrait se passer des représentants de » la science.

» De deux choses l'une : le magistrat sait ou il ne » sait pas. S'il sait, il n'en éprouvera qu'un désir plus » ardent de consulter l'observation plus pratique de » l'homme spécial; s'il ne sait pas et qu'il repousse tout » appel à la science, on peut affirmer que le hasard » présidera surtout à ses décisions.

» Je n'ignore pas que la magistrature a pu, pendant » de longues années, conserver des préventions légitimes » contre une science qui n'était pas encore fixée; mais » depuis un demi-siècle l'évidence scientifique est faite, » et il n'est plus permis aujourd'hui de la contester.

» La médecine mentale a fait ses preuves, et l'huma- » nité et la justice auraient à cette heure profondément » à souffrir si l'on ne lui accordait pas l'existence offi- » cielle qu'on a déjà accordée à tant d'autres branches » de la science médicale. »

Cette existence officielle, elle a été consacrée; et M. Vingtrinier invoque avec raison, à l'appui de ces réflexions, la loi du 30 juin 1838 sur les établissements d'aliénés. Le législateur moderne a fait dépendre de l'opinion des médecins, sous le contrôle de l'administration, le placement des aliénés dans les asiles ouverts à leur infortune; c'est à cette même opinion que leur sortie de ces établissements est subordonnée.

Si l'intervention des spécialistes a été reconnue indispensable pour les séquestrations administratives, pourquoi ne le serait-elle pas pour les décisions judiciaires? La justice, comme l'administration, ne recherche-t-elle pas le juste et le vrai par tous les moyens possibles?

Ajoutons en passant, à propos de la loi de 1838,

qu'il est d'autant plus nécessaire que les médecins et les administrations publiques veillent à l'exécution de cette loi bienfaisante, que, comme elle impose aux communes la charge de leurs aliénés nécessiteux, on n'est que trop enclin à voir dans un fou un délinquant, dans l'aliéné qui court les rues ou les campagnes un vagabond, et que l'on grève ainsi l'État, chargé des prisons, et le département qui les subventionne.

Écoutons encore M. le médecin en chef des prisons de Rouen, et recueillons ses utiles observations :

« La maison de détention de Bicêtre reçoit chaque » année environ dix fous de cette sorte pour le seul arrondissement de Rouen. Le lecteur remarquera que » ces individus sont le plus souvent des fous avérés et » connus comme fous depuis longtemps dans leurs communes, et il s'étonnera avec moi que des maires, qui » sont des hommes honorables, puissent ainsi chaque » jour violer ou éluder les lois, sans s'être certainement » rendu compte une seule fois de l'immense responsabilité qu'ils encourent.

» On le voit ici, il ne s'agit pas seulement d'un tort » fait au budjet du département au profit de la commune ; il y va d'un intérêt plus terrible ; car enfin, si » le fou n'est pas reconnu fou par les tribunaux, s'il est » condamné au lieu d'être envoyé dans un asile, quels » remords ne se prépare pas le magistrat municipal qui » a trompé la justice !

» ..... Les habitudes judiciaires ne tendent pas moins » que les fausses déclarations et les préjugés à égarer » les magistrats.

» J'ai déjà dit que les individus le plus absolument » fous répondent encore parfaitement aux questions qui » n'ont pour but que le nom, la demeure, la profes- » sion, etc. Ce n'est guère qu'en les mettant sur la voie » de leur délire et avec mesure, que la folie se révèle » évidente, incontestable.

» Cependant, la rapidité donnée aux débats d'une au- » dience chargée de quinze ou vingt affaires ne laisse » pas de place à un interrogatoire de cette nature. L'a- » liéné que rien n'a dénoncé d'une manière positive, » n'est pas interrogé autrement que les inculpés assis à » côté de lui, et qui sont le plus souvent des habitués » de police correctionnelle.

» Ce n'est qu'en assistant à de pareils débats que j'ai » pu comprendre comment des cas de folie, évidents » pour le médecin spécial, pouvaient n'être pas aper- » çus par les magistrats qui condamnaient. »

Ce tableau de ce qui se passe devant un tribunal de police correctionnelle connu de l'habile et judicieux docteur, est généralement exact. Et l'instruction devant les Cours d'assises laisse également à désirer. Comment en douter si la statistique constatée par M. Vingtrinier à Rouen peut aussi se présenter en d'autres ressorts?

» 82 condamnations ont été prononcées sans que les » médecins aient été consultés, ou même malgré leur » opinion exprimée.

» Six de ces condamnations portent sur des affaires » criminelles, et aucune de celles-là n'a été précédée » de consultations de la part des hommes de l'art.

» Les faits relatifs à ces six affaires, consignés dans

» les notices que l'on vient de lire, établissent si, en » présence des présomptions de folie qu'ils faisaient » naître, il a été sage de ne pas faire appel aux lumiè- » res de la science. Le temps s'est chargé de répondre » à cet égard pour cinq de ces dix condamnés.

» L'un, Pautard, fou au bagne, où il a subi sa peine, » est resté stupide et bizarre, ainsi qu'on peut s'en as- » surer tous les jours à Rouen, où il se promène tout » déguenillé et toujours en parlant seul de ses affaires, » de ses procès et de l'argent qu'on lui doit.

» L'autre, Bejard, condamné à perpétuité, est fou à » Brest, si l'on en veut bien croire le médecin en chef » du bagne et l'aumônier.

» Le troisième, Prestel, s'est laissé dominer par son » compagnon de cachot, au point de conserver dans la » bouche et dans le gosier une composition de sublimé » dont il est mort sans oser ni l'avaler ni la rejeter.

» Le quatrième, Dasnourette, a, malgré sa condam- » nation, dû être envoyé à l'asile des aliénés, où il est » mort.

» Le cinquième a été recueilli à sa libération par son » honorable famille, où on le voit tomber dans le der- » nier degré de la folie : l'idiotisme.

» Il serait douloureux de se demander maintenant si » la justice eût gagné à appeler la science à son aide.

» Le temps n'a rien à apprendre sur le sixième, » Lepetit. Ce condamné a été exécuté.

» Soixante-seize condamnations ont eu lieu pour cas » correctionnels, sans avis de médecins ou malgré ces » avis.

» Un condamné est mort peu après l'arrêt qui l'avait » frappé.

» Dix-neuf ont subi leur peine à la prison de Bicê- » tre, mais la plupart au quartier des aliénés.

» Sur ces dix-neuf condamnations, dix étaient d'un » mois à trois mois; trois s'élevaient à six mois; deux » atteignaient à huit mois et frappaient un jeune homme » de dix-sept ans et un vieillard de quatre-vingt-quatre » ans; trois entraînaient un an et une seule deux ans.

» Presque tous ces condamnés sont des récidivistes, » idiots incapables de pourvoir à leurs premiers besoins, » pour qui la prison est un refuge, et qui n'en sortent » que pour y rentrer.

» Que les magistrats soient amenés par la charité » même à prononcer de telles condamnations, on ne le » conteste pas; mais c'est dans un asile, et non dans » une prison, que les médecins voudraient voir placer » de tels individus.

» Quant aux cinquante-six autres condamnations » prononcées aussi malgré l'avis des médecins, la ma- » gistrature a évidemment douté de la science, et ce » doute a dicté ses jugements.

» Si c'est une expérience qu'elle a voulu faire, il ne » faut s'en plaindre qu'avec modération, car l'expé- » rience a été décisive.

» Les cinquante-six condamnés, sans en excepter » un seul, ont dû être extraits de la prison quelques » jours après leur condamnation, pour être transférés » à l'asile des aliénés, où leur folie a été constatée de » nouveau.

» En face de pareils faits et de pareils chiffres, l'in-
» dispensabilité du concours de la science à la forma-
» tion des appréciations de la justice ne saurait plus
» faire l'objet d'une question. »

Et cependant, ce concours indispensable est bien souvent repoussé, et son utilité fait question dans beaucoup d'esprits encore prévenus!

Grâce au ciel! nous ne sommes plus au temps où un criminaliste disait cette parole coupable : « Si la mo-
» nomanie homicide existe, il faut la guérir en place
» de Grève. » Aujourd'hui, il faut l'étudier.

Et cette étude, elle ne peut être complète qu'avec l'indispensable auxiliaire de la *psychologie légale.*

En présence des enseignements de l'histoire, lorsqu'on voit, à toutes les époques et dans tous les pays, tant et de si funestes erreurs régner en souveraines, sachons nous défier de nous-mêmes et douter un peu de notre infaillibilité.

Les études du droit ne préparent guère les jeunes jurisconsultes et les jeunes magistrats à la connaissance des maladies mentales. Quelques vagues notions sur des textes trop laconiques eux-mêmes, voilà ce qui est enseigné.

L'observation personnelle vient rarement en aide à l'insuffisance de la théorie. Les maisons d'aliénés sont fermées à la curiosité publique; elles n'offrent, du reste, que des spectacles pénibles et qui attirent peu. Bien des hommes au Palais n'ont jamais franchi le seuil de ces asiles : ils connaissent la folie pour l'avoir vue courir les rues à l'état bruyant, ridicule ou hideux. Mais ces affections plus cachées, ces monomanies, ces perversions de la volonté et du libre arbitre, qui exigent une observation attentive et éclairée pour être bien connues, bien peu d'hommes, même de magistrats, ont été en situation de les voir et de les étudier.

Parcourez les bibliothèques des avocats et des juges les plus instruits, rarement vous y rencontrerez les œuvres des grands aliénistes : Pinel lui-même est à peu près ignoré au Palais. Pour combien d'hommes de loi ce que nous allons citer du maître de la science ne serait-il pas un sujet d'étonnement, une véritable nouveauté?

« On peut avoir, dit Pinel, une juste admiration pour » les écrits de Locke, et convenir cependant que les » notions qu'il donne sur la manie sont très-incomplè» tes, lorsqu'il la regarde comme inséparable du délire. » Je pensais moi-même comme cet auteur lorsque je » repris à Bicêtre mes recherches sur cette maladie, et » je ne fus pas peu surpris de voir plusieurs aliénés qui » n'offraient, à aucune époque, aucune lésion de l'en» tendement, et qui étaient dominés par une sorte d'ins» tinct de fureur, comme si les facultés affectives seu» les avaient été lésées. Les exemples d'une manie avec » fureur, mais sans délire, sans aucune incohérence » dans les idées, sont loin d'être rares; et ils font voir » combien les lésions de la volonté peuvent être distinc» tes de celles de l'entendement, quoique souvent aussi » elles soient réunies... On sait qu'une des variétés de » la manie, qu'on appelle dans les hospices *folie rai*» *sonnante*, est marquée surtout par la cohérence la

» plus extrême dans toutes les idées et la justesse du » jugement. »

Et le Dr Marc ajoute : « Il n'est aucun cas d'aliéna- » tion qui mérite autant de fixer l'attention du méde- » cin et du criminaliste que la *manie sans délire,* à » peu près ignorée avant les travaux de Pinel, et sou- » vent inconnue ou négligée même de nos jours (Marc » écrivait ceci il y a trente ans) : *elle a conduit au » supplice une foule de déplorables victimes qui mé- » ritaient plutôt la commisération publique que la » vindicte des lois...* »

Ces axiomes de la science, le monde judiciaire semble s'en effrayer, et son scepticisme repousse les convictions des plus doctes observateurs.

En définitive, le jour où des connaissances plus répandues dans le monde judiciaire en matière de psychologie légale auront diminué la population des bagnes et des prisons en augmentant celle des maisons d'aliénés, nous ne voyons pas en quoi la justice et l'humanité auront à s'en affliger. Il nous semble, au contraire, qu'il vaut mieux avoir des malades à soigner que des coupables à punir.

Loin de nous la pensée de désarmer la justice et de réclamer l'impunité pour le criminel; mais la protection des lois est pour tous, et le malheureux aliéné doit y trouver sa sauvegarde. « Ce serait une suprême in- » justice, a dit M. le procureur général Bellart, de ju- » ger, surtout de condamner l'un ou l'autre de ces in- » sensés (par folie instantanée ou par folie permanente) » pour une action qui leur a échappé pendant qu'ils

» n'avaient pas l'usage de leur raison : outre que ce se» rait une injustice, ce serait une injustice inutile pour » la société, car les châtiments n'étant infligés que pour » l'exemple, toutes les fois que l'exemple est nul, le » châtiment est une barbarie... L'exemple n'empêche» rait pas dès lors que le même nombre de délits pa» reils ne se commît toujours, non plus que la mort » donnée publiquement aux fiévreux n'empêcherait » personne d'avoir la fièvre. »

Ce que nous disons pour les matières criminelles, nous croyons pouvoir le dire aussi dans le droit civil.

Il n'est pas de questions plus fréquentes ni plus graves devant la justice civile que les questions de testaments, et nous croyons pouvoir ajouter qu'il n'en est pas sur lesquelles les appréciations de la jurisprudence soient plus incertaines et plus variables.

La jurisprudence se place d'ordinaire à ce point de vue que, pour pouvoir frapper de nullité un testament, le juge doit avoir la preuve que le testateur était *en démence*. L'article 901 du Code Napoléon, qui porte : « *Pour faire un testament, il faut être sain d'es-* » *prit,* » est traduit ainsi par les tribunaux : « *Pour* » *ne pouvoir faire un testament, il faut être en dé-* » *mence, il faut être fou.* »

N'est-ce pas aller plus loin que la loi? n'est-ce pas forcer son sens, dénaturer sa pensée, manquer son but? *La sanité, la santé de l'esprit,* voilà ce qu'elle exige en un testateur. N'y aurait-il pas entre cet état *sain* de l'intelligence et la *démence* ou la *folie,* comme on l'entend en justice, un état *maladif* des facultés intellectuelles, un état d'infirmité, une décrépitude avancée et morbide de l'esprit, qui suffit pour abolir la faculté de tester? En d'autres termes, qu'en matière criminelle, que pour innocenter un grand crime, la loi et la société exigent un état de démence bien caractérisé, nous le comprenons. Mais quand il s'agit de testaments, nous ne comprenons pas que l'état maladif et la décrépitude avancée de l'esprit ne puissent pas suffire pour destituer l'homme de la faculté d'exhéréder sa famille.

Restons dans les termes de la loi; elle n'a pas dit et n'a pas voulu dire : « *Les fous* sont incapables de tes-» ter. » Elle a dit : « Pour tester, il faut être *sain* d'es-» prit. » Donc, par une circonstance rigoureusement logique, tout esprit *non sain* est incapable de tester. C'est donc *la sanité* ou *l'insanité* de l'intelligence qu'il faut rechercher, et dans cette recherche, le juge ne saurait trop se renfermer dans les limites de la loi : — l'esprit du testateur était-il *sain?*

Dans les questions épineuses, les bien poser, c'est presque les avoir résolues. Que l'on n'objecte pas que tout esprit qui n'est pas sain est fou, et que *l'insanité* de l'intelligence est synonyme de la *démence;* l'objection n'aurait de portée qu'à la condition d'étendre la démence à tous les états maladifs de l'esprit; et la jurisprudence est loin d'en être là.

Où serait donc le regret, si elle se montrait plus rigoureuse pour les conditions de capacité dans la personne des testateurs? La loi, en réglant l'ordre des successions *ab intestat,* suivant les liens du sang et les affections présumées, n'a-t-elle pas rédigé le testament de ceux en qui l'intelligence et la volonté ont péri avant le corps? Est-il donc si nécessaire, soit dans l'intérêt des familles, soit dans l'intérêt de la société, que de pauvres êtres tombés dans une enfance sénile, que des vieillards dont l'esprit est encore plus usé et plus débile que le corps, attendent, pour tester et pour exhéréder leurs plus proches parents, la veille de la mort, le temps de la caducité, l'agonie intellectuelle, pendant laquelle ils n'ont plus le discernement de leurs idées, de leurs volontés et de leurs affections?

Sans doute l'extrême vieillesse n'empêche pas toujours de tester : « *Senium quidem ætatis, vel ægritu-* » *dinem corporis, sinceritatem mentis tenentibus, tes-* » *tamenti factionem certum est non auferre.* » La loi romaine le disait avec raison de ces vieillesses du corps qui n'excluaient pas la vigueur et l'intégrité de l'intelligence : *Sinceritatem mentis;* et M. Troplong fait remarquer que ces mots doivent avoir une grande étendue : *latè patent,* comme dit Cujas.

Mais lorsqu'il s'agit de ce qu'on appelle *les dernières volontés* d'un être qui n'a plus de volonté, *des dernières dispositions* de celui qui ne dispose plus de sa raison, je dis, au nom de la raison, au nom de la famille, au nom de la dignité humaine et de la loi, que la jurisprudence ne saurait se montrer trop sévère sur les conditions de la capacité testamentaire.

Ubi legassit, jus esto! Lorsque le droit romain a ainsi érigé, par cette solennelle et expressive formule, le testateur en législateur, et a donné force de loi à la volonté du mourant, c'est que le testateur, délégataire de la puissance de la loi, était présumé en état de s'associer à sa sagesse. Il faut donc demander à ce législateur, dont la loi posthume enrichit ou dépouille, le discernement, l'intelligence, la sagesse qu'exige toute législation.

Ces règles si simples et si évidentes ont, il faut le reconnaître, un médiocre crédit dans la jurisprudence; elles n'y sont accueillies et appliquées qu'avec une extrême circonspection, et même avec une sorte de défiance. Naguère encore, des arrêts de Cours souveraines allaient jusqu'à exiger que le testament lui-même révélât des traces de la démence; et en présence d'une rédaction raisonnable, qu'un aliéné avait parfaitement pu copier machinalement ou écrire sous une dictée intéressée, le juge ne croyait pas avoir le droit de scruter la raison du testateur.

La jurisprudence progresse en ces matières; elle marche lentement, mais elle marche, et des décisions notables de la Cour de Bordeaux ont contribué à ses progrès.

C'est ainsi qu'en matière de monomanie on commence à comprendre aujourd'hui la solidarité qui unit étroitement entre elles toutes les parties de l'entendement et de la volonté; la jurisprudence entre, d'un pas timide, dans la voie que la science lui a montrée; plusieurs arrêts, fort novateurs si on les compare à beaucoup d'autres, ont proclamé cette incontestable vérité : — que toute impuissance des facultés mentales, toute oblitération des idées, toute lésion partielle du cerveau, était incompatible avec la capacité de tester.

Lord Brougham, en Angleterre, M. Troplong, en France, ont appuyé de toute leur autorité personnelle l'application de cette théorie de l'indivisibilité dans la sanité de l'esprit.

« Si l'esprit est dérangé sur un seul sujet, dit lord Brou-
» gham, quelque limité qu'il soit, pourvu que ce déran-
» gement soit toujours le même, il est complétement
» erroné de supposer l'esprit sain sur les autres sujets. »

Et M. Troplong : « La raison de l'homme est une;
» elle n'est pas susceptible de division. Quand la folie
» s'en rend maîtresse, ne fût-ce que sur un côté isolé,
» elle la vicie dans son entier, semblable à ces cancers
» qui ne rongent qu'une seule partie du corps, mais
» sont une corruption de toute la masse du sang. »

Le magistrat, grand jurisconsulte et grand écrivain, qui sait emprunter à la science d'aussi saisissantes comparaisons, ne devrait pas repousser son secours et ses lumières dans ces redoutables questions.

C'est par l'union de la science de la médecine à la science du droit que de tels problèmes peuvent, devant les tribunaux, recevoir de sages solutions; et sur ce point, il y a beaucoup à faire. Un service signalé aura été rendu à l'humanité et à la justice par celui qui, à l'exemple de M. le conseiller Sacaze et de M. le docteur Vingtrinier, saura faire entendre haut et loin la voix de l'observation du jurisconsulte et de la science du médecin, et obtenir des hommes du Palais, par l'influence de ses exhortations, une étude plus attentive de la psychologie légale, avec moins de dédains pour la science aliéniste, auxiliaire indispensable de la magistrature.

www.ingramcontent.com/pod-product-compliance
Ingram Content Group UK Ltd.
Pitfield, Milton Keynes, MK11 3LW, UK
UKHW022008260726
13994UKWH00004B/1980